LE CHOLÉRA

VAINCU PAR LES SUDORIFIQUES

OU

Le meilleur Traitement curatif

DE CETTE ÉPOUVANTABLE MALADIE

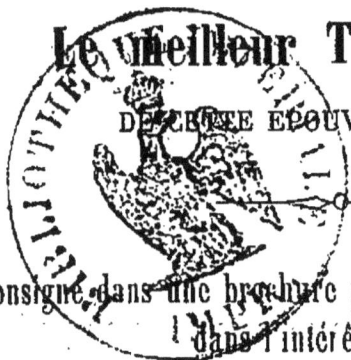

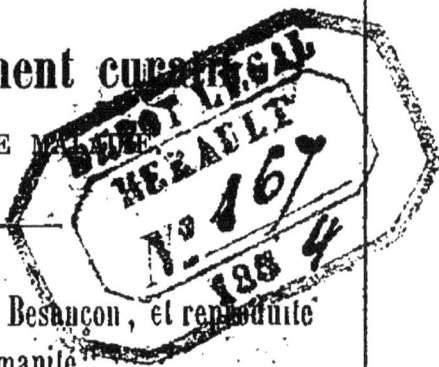

Consigné dans une brochure publiée à Besançon, et reproduite
dans l'intérêt de l'humanité,

Par Charles FRAISSINET,

PASTEUR DE SAUVE.

Comme confirmative, en principe, de celle du vénérable Curé
de Babolna (Hongrie) qu'il reproduisit en 1835,
et dont les prescriptions furent si salutaires
à ses concitoyens.

MONTPELLIER.

TYPOGRAPHIE DE BOEHM, PLACE CROIX-DE-FER.

1854

LE CHOLÉRA

VAINCU PAR LES SUDORIFIQUES.

Le Seigneur a fait tomber en mes mains une petite brochure ayant pour titre : *Le meilleur traitement curatif du choléra.* Je me hâte de la reproduire; non pour me justifier d'avoir guéri en 1835 un grand nombre de cholériques par le moyen qu'elle préconise* (1); non pour confondre les méchants qui, sans preuves, nient ce que j'ai affirmé (2); non, enfin, pour défendre le saint Vincent de Paule de la Hongrie (3), mais pour faire du bien à mes semblables en étayant son remède de l'autorité d'un célèbre docteur (4).

Ce docteur, il est vrai, a cru devoir embrasser la carrière sacerdotale, se vouer plus particulièrement à la cure des âmes; mais qui oserait dire que le

---

* Voy. les notes à la fin.

prêtre a dégradé le médecin ? On a dit, et fastidieuse-
ment répété, que le remède du curé de Babolna n'était
que de l'*empirisme*, soit ; mais il guérit. Or, je le
demande, l'*empirique* qui sauve son malade n'est-il
pas préférable au docteur gradué qui · le laisse périr,
malgré ses scientifiques ordonnances !.... Tant que
la guérison du choléra par les sudorifiques n'a eu
pour inventeur que l'humble prêtre de *Babolna*, et
pour propagateur que le pauvre pasteur de *Sauve*, elle a
pu exciter le sourire de nos modernes hippocrates,
leur faire hausser les épaules en signe de pitié ; mais
maintenant qu'elle est prônée par l'un de leurs plus
illustres confrères, doivent-ils la traiter avec tant de
mépris !.... Non, elle mérite au moins l'honneur
d'un *essai*, et je ne doute pas que nos docteurs ne le
lui accordent, dans l'intérêt de la science comme
dans celui de l'humanité. Oui, ils essayeront, — je l'es-
père, et surtout le désire de toutes les puissances de
mon âme, — sinon le remède trop *empirique* du curé
de Babolna, au moins celui du docteur L***, qui n'en
diffère que par une apparence un peu plus académi-
que (5). Ils le feront : ils voudraient guérir*, leurs

---

* Si, malheureusement, il est trop vrai que les médecins ne guérissent pas beaucoup de cholériques, il
l'est aussi qu'on ne les appelle pas toujours assez tôt ;
qu'on en soit bien convaincu, le choléra ne marche pas
en *chemin de fer*, il va plus vite, il voyage en *chemin*

intentions sont aussi bonnes que leur glace est mauvaise; ils le feront, ils ne manquent ni de droiture ni de philanthropie; ils le feront, et dès-lors le terrible fléau dont le nom seul fait trembler tout le monde, n'épouvantera plus personne; il perdra, dans l'opinion de tous, ses colossales proportions; ce fier géant n'apparaîtra plus aux imaginations calmées que sous l'aspect d'un nain humilié de sa ridicule stature *. Qu'ils le fassent, et les noms de Jean Morvay et du docteur L***, que la reconnaissance publique saura bien arracher à l'anonyme, indissolublement unis et confondus à jamais dans la gratitude universelle, grandiront de jour en jour,

---

électrique. Pour lui, les heures ne sont pas même des minutes; aussi, le moindre retard qu'on mette à le combattre peut empêcher de le vaincre, quelles que soient les armes que nous ayons en mains. Pensez-y, croyez-le, et agissez en conséquence.

*Je comprends à merveille que nos docteurs, généralement si profonds dans la science médicale, si versés dans tant d'autres, ne se soient pas arrêtés au remède que je préconise. Leurs vastes lumières, qui leur montraient toute la puissance du mal, devaient les diriger vers d'autres moyens de le vaincre. En effet, pouvait-on supposer qu'un remède de *vieille femme*, un remède qui n'a rien de pharmaceutique, un remède si simple, pût triompher d'un si grand mal!... Mais n'est-ce pas avec un caillou que le petit David terrassa l'énorme Goliath.

traverseront les siècles et feront connaître à nos der-
niers neveux les deux plus grands bienfaiteurs de
l'humanité souffrante.

Mais que l'effet des instruments ne voile point à
vos regards la main qui les dirige !... N'oublions
pas que toute délivrance vient de l'Éternel. A lui
d'abord nos sincères hommages, à lui nos plus vives
actions de grâce, à lui seul nos adorations. Hé ! que
servirait-il d'être sauvés pour la terre , si nous étions
perdus pour le Ciel!....

Le choléra peut être un fléau de justice : ne mé-
ritons-nous pas que le Seigneur nous frappe ?... Que
peu de piété dans le monde !... Mais, assurément, il
est un appel, un sérieux appel, un immense appel
de *miséricorde*. Ce qui le démontre, c'est que ce terrible fléau n'écrase pas tous ceux qu'il frappe, et que
l'Éternel , dont il est *le ministre invisible,* a fait trouver
à deux de ses serviteurs le moyen de nous soustraire
à ses coups , non sans doute pour que nous vécus-
sions plus longtemps dans *l'indifférence ou l'incrédulité,*
mais pour que nous pussions nous repentir, aller au
Seigneur, et nous préparer, en vivant dans sa crainte,
à vivre éternellement heureux dans sa gloire. Ne
l'oublions pas et *hâtons-nous*. Vite , vite au Christ,
pour avoir la guérison de l'âme et par là LA VIE
ÉTERNELLE, comme à la sueur quand le choléra nous
saisit, pour recouvrer la santé du corps et conserver

la vie matérielle. Arrivons à la brochure besançon-
naise. La voici textuellement :

Nous croyons, dans les circonstances présentes,
rendre un important service à l'humanité, en repro-
duisant, avec prière à tout le monde de les répandre,
les précieux documents suivants, dus à un des phi-
lanthropes les plus compétents sur la matière :

« Je dois à ma conscience, comme médecin et
comme prêtre, de dire ce que j'ai vu pratiquer en
Amérique *, avec un succès prodigieux, contre le
choléra. Mon double caractère vous donnera peut-
être confiance en mes paroles ; car je ne recherche
ni éclat, ni honneur, mais la joie précieuse de faire
quelque bien aux hommes. Or, c'en est une, réellement, que de diminuer le nombre des victimes jusqu'à la proportion de 6 sur 100 malades, et par là
d'ôter à l'épidémie ce qu'elle a d'effrayant.

« J'étais au Mexique lorsque le gouvernement y
publia la méthode que je vous adresse et la fit dis-
tribuer. Dans chaque quartier il établit des dépôts,
où l'on donnait aux pauvres ce qu'il fallait pour se
soigner ; et des hommes de cœur s'en allaient dans
les maisons, appliquant la méthode sur tous les malades. Par là on procédait dès le début de la maladie,
ce qui est de la plus grande importance. Aussi

---

* La modestie du docteur L*** lui fait ici dire seulement qu'il a *vu ;* mais, comme nous l'expliquerons, il a
fait bien plus que de voir.

arriva-t-on au résultat que je vous ai donné, lequel est peut-être un chiffre moins élevé que pour les maladies ordinaires ; et cependant il n'y avait presque pas de famille qui n'eût quelque cholérique.

Traitement.

» Il faut surtout calmer les spasmes et arrêter les évacuations. Pour cela, on doit agir directement et produire une sueur dérivative, prompte et copieuse. En voici les moyens :

» 1º Mettez sur un lit une couverture de laine ; couchez-y le malade sans chemise, et couvrez-le d'une ou de plusieurs autres couvertures de laine, selon l'état de l'atmosphère. Par-dessus tout, étendez une couple de draps de lit.

» 2º Appliquez des bouteilles d'eau chaude aux pieds, au creux des hanches et aux aisselles.

3º Administrez, par cuillerées à bouche, la potion suivante :

» Eau pure *froide*, 20 cuillerées.
» Laudanum de Sydenham, 20 gouttes.
» Éther nitrique, 24 gouttes.
» Teinture de safran, 10 gouttes.

» 4º Vous la donnerez FROIDE : d'abord *une* cuillerée chaque minute ; puis, quand les symptômes commencent à s'évanouir, on espace davantage les cuillerées ; mais il ne faut les suspendre que lorsque le mal a complètement disparu. Alors on abandonne tout à fait la potion ; mais on a soin de laisser la sueur se prolonger jusqu'à ce qu'elle finisse d'elle-même. Cette sueur, visqueuse et fétide, qu'il faut absolument arriver à produire, est le principal moyen de la guérison. Il faut donc bien se garder de changer le malade ou de retirer les bouteilles, à moins qu'elles ne soient refroidies ; car, si l'on venait à supprimer la transpiration, la maladie recommencerait. On pousse la précaution jusqu'à n'enlever les bouteilles que successivement et non à la fois.

» Pour les adolescents des cuillerées faibles, pour les enfants des cuillerées à café remplaceront les cuillerées à bouche.

» Si, sous l'influence de la potion et de la sueur, les selles ne cessaient pas (ce qui est rare), on donnerait quelques petits lavements, composés comme il suit :

» Eau de riz TRÈS-LÉGÈRE, tiède, un verre.

» Laudanum de Sydenham, 15 à 24 gouttes.

» Employez le clyso-pompe et un bassin plat à manche creux, (si faire se peut), de manière à ne pas découvrir le malade, ni lui donner d'air sous ses couvertures.

» Les doses de laudanum pourraient être portées plus haut, dans le cas de violence extrême du mal ; mais il n'y a qu'un médecin qui puisse et doive le faire sagement.

» 5° Si les crampes, quand elles existent, continuaient malgré la sueur, on ferait de *douces* frictions avec de l'eau-de-vie camphrée tiède ; mais on prendrait garde, nous le répétons, et de ne pas découvrir le malade, et de ne pas même former de courants d'air dans son lit. Voilà pourquoi il faut que les mouvements soient lents et doux.

» 6° Quand les déjections ont cessé, il survient une soif ardente : on donnera alors, par petites tasses, de l'eau de riz *extrêmement légère* (presque de l'eau pure tiède), sans sucre ou très-peu sucrée. Plus tard, on pourra ajouter à cette eau de riz, devenue un peu plus forte, quelques gouttes de jus d'orange ou de citron.

» 7° On laissera passer *au moins douze heures* avant de prendre aucun aliment ; et on ne prendra, *pendant trente-six heures au moins*, ni bouillon de viande ni rien de gras. L'aliment sera d'abord de l'eau de riz plus chargée, plus sucrée ; puis de la bouillie de riz ou autres choses semblables ; enfin, un œuf à la coque avec un peu de pain. Quelques jours après, on reprend son genre de vie, avec les précautions suivantes :

Préservatif.

» On portera sur le ventre, mais non sur la peau, une flanelle ouatée, qu'on gardera pendant tout le temps de l'épidémie. On prendra soin de ne pas se mouiller ni se refroidir; on ne mangera rien de cru ; on ne boira pas entre ses repas, s'abstenant surtout d'eau très-froide ; on fuira tous les excès ; et, du reste (évitant seulement, s'il est possible, de respirer la sueur des cholériques), on ne se laissera pas aller à l'appréhension de l'épidémie.

» Il importe, on le comprend, d'avoir préparés d'avance, et de tenir disponibles sous la main, tous les moyens curatifs (la potion, les couvertures, le riz et la cafetière pour la tisane, le clyso-pompe, le bassin à déjection, le feu et les bouteilles pour l'eau chaude, etc.); car il faut pouvoir employer les choses *à l'instant*, quelle que soit l'heure où l'on vienne à se sentir attaqué de la maladie. Dans le choléra, nous ne saurions trop le dire : LA PROMPTITUDE DES SOINS est la première des conditions de la réussite.

» Je demande à chacun des malades que ce traitement guérira, sa bénédiction. Elle me servira près de Dieu. »

L'auteur anonyme de cette instruction (dont il a l'air de ne donner les renseignements qu'à titre de témoin), est M. le docteur L***, ecclésiastique non inconnu dans nos contrées, bien qu'il n'y ait occupé que les postes le moins en vue. Il les avait, au reste, demandés tels, ayant cherché partout, depuis qu'il est prêtre, à mener cette *vie cachée* tant recommandée par l'apôtre aux disciples de Jésus-Christ.

Avant d'embrasser la tâche du sacerdoce, M. l'abbé L***, docteur en médecine de la Faculté de Paris et licencié ès-sciences, était un médecin des plus distingués. Avide de savoir d'une part, et déjà zélé de l'autre pour le bonheur des hommes, il avait parcouru, dans ce double but, une partie de l'Amérique : il se trouvait à Mexico lors de l'invasion du choléra. A cette époque, le gouvernement du Mexique ayant ouvert un concours pour aviser aux moyens de combattre la formidable épidémie, ce fut le système du docteur L*** qui prévalut et qui devint officiel. Les résultats en furent tels, que, dans les lieux où on le pratiquait, la mortalité se réduisait aux SIX CENTIÈMES des cas de choléra ; tandis que, par les meilleures méthodes, la proportion des pertes ne reste guères au-dessous de 40 pour 100. Aussi la république Mexicaine lui vota-t-elle, dans sa reconnaissance, une récompense nationale.

Mais que sont, pour ceux que Dieu appelle à lui, les honneurs et les avantages du monde ? M. L*** est revenu en Europe. Heureux d'obtenir les ordres sacrés (on les lui a conférés à Saint-Sulpice), il n'a rempli depuis lors que des missions ignorées. Une humble maison religieuse des environs de Paris le possède pour aumônier ; et il a fallu toute sa charité envers les hommes souffrants pour le déterminer, dans ce cas-ci, à rompre le silence. Encore ne s'est-il présenté ni comme inventeur du procédé qu'il recommande, ni même fait connaître par son nom en simple qualité de voyageur.

Cette Notice a été imprimée à Besançon, chez J. JACQUIN.

NOTES.

—

(1) En lisant cette brochure (le 26 août au soir), je me suis senti pressé de bénir le SEIGNEUR. Elle m'a fait éprouver un plaisir indicible en vue de mes semblables ; quant à moi, je puis le dire sans ingratitude comme sans orgueil, je savais ce qu'elle enseigne, et je le savais comme on sait le mieux, par une longue expérience ; aussi n'a-t-elle rien ajouté à ma conviction. Avant de l'avoir reçue, j'avais eu l'honneur d'écrire à SA MAJESTÉ, NOTRE GRACIEUSE, NOTRE EXCELLENTE IMPÉRATRICE : *Attaqué au début par les sudorifiques, le choléra est aisément vaincu, etc.,etc.* ; à SON EXCELLENCE, LE MINISTRE DE L'INSTRUCTION PUBLIQUE ET DES CULTES : *Avec le remède du digne curé de Babolna : la sueur, énergiquement provoquée dès les premiers symptômes, le choléra n'est pas plus à craindre qu'une* PIQURE *d'abeille :* expression hyperbolique, sans doute, mais qui, réduite à son sens positif, témoigne de ma profonde confiance en l'efficacité de ce remède. Sous l'empire de cette conviction, que partout et toujours j'ai hautement manifestée depuis mes expériences de 1835, je répondis (le 24 août) à mon excellent ami, M. Gardes, de Nimes, qui m'avait écrit : *Attendez-vous que* SA MAJESTÉ L'EMPEREUR *ou l'un de ses Ministres, vous appelle à appliquer votre remède, etc.*: « je suis toujours aux ordres de mon illustre Souverain ; *qu'il ordonne, et j'accepte d'avance le poste le plus périlleux ,* etc. »

(2) Je défie mes plus ardents détracteurs de prouver que j'aie fait imprimer *un mot, un seul mot* sur ce que j'ai fait à Sauve en 1835. Je ne cours ni après la reconnaissance, ni après la gloire qui vient des hommes. Il y a un mois environ que mon ami Gardes me pria de lui écrire, relativement au remède que j'avais administré aux cholériques de Sauve ; à la manière dont je les avais soignés ; aux résultats que j'avais obtenus, etc., etc. J'accueillis sa demande et j'étais bien loin, en l'accueillant, de m'attendre à l'importance qu'on donnerait à ma réponse, aux calomnies dont elle serait l'occasion, etc., etc.

On prétend que je n'ai guéri que des *coliques*, des *diarrhées*, des *cholérines* ; mais que ne nie-t-on cela même ? En convenir, c'est avouer que j'ai guéri du choléra, et par là même, qu'on n'est pas moins ignare que malin. Devrait-on ignorer que c'en sont les prodromes ? Je ne guéris point du choléra qui n'a plus qu'un dernier effort à faire pour tuer sa victime ; je n'en guéris point quand il est possesseur absolu du corps qu'il a envahi ; mais j'en guéris quand il travaille à l'envahir, quand il n'en est pas encore absolument le maître. Là se bornent mes prétentions et elles n'ont jamais été au-delà. *Les cholériques tombaient à Sauve comme des mouches* : oui, quand ils n'étaient pas traités par la *sueur* ; quand, en découvrant ceux que j'avais fait couvrir, on arrêtait la transpiration que j'avais provoquée ; mais ils étaient guéris quand ils suaient,.... et bon nombre de ceux qui le furent peuvent l'attester après 19 ans. Que celui qui prétend l'avoir vu, arrive dans notre ville, qu'il fasse faire une enquête générale, et il sera confondu pour ce qui est de la seconde partie de son affirmation : *que la sueur ne guérissait pas.* Et quant à ce qu'il publie : *que le fléau ravage Babolna et que Morvay ne guérit personne*, en est-il bien sûr ? J'en doute ; mais non, je ne doute pas, je suis certain qu'il l'ignore : les journaux n'ont pas pu le lui apprendre, ils n'en parlent point, et ses relations ne se sont jamais étendues jusqu'en Hongrie. Mais que le |choléra sévisse à Babolna, que le digne Morvay vive encore, qu'il puisse agir, seulement parler, et assurément il fait pour ses paroissiens ce qu'il fit en 1832 : il les guérit *par les sudorifiques* ; je dis plus, fût-il mort, son exemple les guérirait encore. Qu'il vienne à Sauve, lui qui dit y être venu en 1835, et il apprendra que le choléra nous a fait *sa visite* ; qu'un cholérique, déclaré tel par un *habile médecin*, a trouvé sa guérison dans la *sueur*, et ce n'est pas le seul ;... mais je ne dois point parler des autres : la médecine n'ayant pas prononcé le MOT, je pourrais être contredit. A Sauve, le choléra n'a fait aucun mal, et j'ai la douce persuasion qu'il n'y en fera jamais, parce que tout le monde y connaît le moyen de le vaincre par les sudorifiques. Mais quel est le motif de ses attaques contre le remède du charitable curé de Babolna ?... De la part d'un avide pharmacien, — s'il y en avait d'assez avides, — on pourrait, sinon les justifier, du moins les comprendre ; on les comprendrait encore, si son orgueil doctoral pouvait en être humilié ; mais il n'est pas DOCTEUR. De sa part, elles sont tout à la fois *injustifiables* et *incompréhensibles ;* elles ne peuvent être qu'*inqualifiables.* Est-il convaincu à priori ou par l'expérience que la sueur est incapable de guérir le choléra? Non ; impossible : l'épreuve l'eût conduit à une toute autre conviction, et dans l'espèce, le raisonnement ne saurait suffire. Hé bien ! qu'il cesse ses attaques, un homme de bons sens n'affirme que ce dont il est sûr ; s'il doute, il sait se taire.

(3) Il semble que ce soit un parti pris chez quelques personnes de blâmer le remède du vénérable curé de Babolna ; mais s'il en est qui le blâment, il en est aussi qui savent le louer. M. Grieumard, pasteur à Quissac, m'écrit :

La sueur est ici généralement adoptée, et toujours cou-
ronnée de succès quand on l'applique à temps.
M. Olivier, gendre du docteur Fermeaud, que j'ai vu, il y
a une quinzaine de jours, à Quissac même, m'a dit l'avoir
employée avec le plus grand avantage...

(4) Ce docteur n'a pas cru devoir se faire connaître; sa
lettre n'est pas signée et la brochure qui la contient ne
donne que l'initiale de son nom. Serait-ce une fraude
pieuse, philanthropique, charitable? Quelqu'un aurait-
il voulu donner à un remède excellent l'autorité d'un
docteur parisien, pour le rendre plus profitable en le ren-
dant plus digne d'être mieux accueilli? Ce serait possible;
mais, dans ce cas même, nous n'aurions à blâmer que le
moyen mis en œuvre pour le vulgariser. La fraude est
toujours fraude, quel qu'en soit le principe; et de quelque
adjectif qu'il soit accompagné, ce mot ne révèle à l'esprit
chrétien qu'une action condamnable; — toutefois, ne nous
hâtons pas de condamner; il y a loin du possible au pro-
bable et surtout au réel. Si la brochure de Besançon n'a
pas les caractères de l'authenticité, elle a ceux de la
philanthropie et le critérium de la vérité médicale. Pour
connaître son auteur et les effets qu'elle a produits dans
le Doubs, j'ai écrit au vénérable pasteur de Besançon;
voici sa réponse : « *La brochure en question prône un*
» *traitement dont bien des personnes ont eu à se louer et*
» *que qualifie* UN DES MEILLEURS, *l'un de nos médecins*
» *qui a soigné beaucoup de cholériques; ... je n'ai pas*
» *pu découvrir l'auteur de la brochure. ...* Besançon
» 34 août, M. Miroglio, pasteur. » — Ainsi, en supposant
même que ce docteur fût un être idéal, que l'initiale L***
ne désignât qu'un pseudonyme; mon argumentation ne
perdrait rien de sa force. Je n'aurais pas l'autorité du
docteur L***, mais j'ai celle du Besançonnais, et celle-ci

est positive, mon bien-aimé confrère en est un sûr garant.

(5) Voici, en substance, le moyen curatif du digne prêtre de Babolna :

1° Placer le malade dans un lit bien chaud, lui couvrir le corps avec des couvertures de laine et la tête avec ses draps.

2° Le frictionner avec de l'eau-de-vie camphrée, du bon vinaigre et même du liniment volatil (tiède).

3° Lui appliquer aux pieds, aux mollets, aux cuisses et aux mains, des cataplasmes bien chauds, faits avec la moutarde.

4° Lui faire prendre, bien chaudes, des infusions de menthe, de tilleul, de thé, de camomille, de sureau, etc.

5° Lui couvrir le ventre et l'estomac d'un large cataplasme bien chaud, fait avec (en parties égales) la menthe poivrée, la carline, la sariette, l'alcée et la sauge, bouillies et hachées ensemble (environ 500 grammes en tout); l'arroser quand il se sèche, avec du vin chaud. *Je pense qu'on pourrait substituer aux plantes sus-indiquées et peu communes pour la plupart, le serpolet, le thym, la lavande, le romarin, etc.* On m'a assuré qu'un médecin de nos contrées, que je ne nomme pas, parce que ce n'est pas de lui que je le tiens, employait la farine de lin pour cataplasme.

6° Pour calmer la soif: eau d'orge chaude, légèrement sucrée.

7° Si le mal ne cède point aux moyens ci-dessus, placez le malade, bien couvert, dans un bain de vapeur en le mettant sur une chaise au-dessous de laquelle on entretiendra toujours 3 ou 4 briques rougies au feu, et qu'on arrosera avec mi-partie d'eau-de-vie et de vinaigre fort. On peut aussi obtenir ce bain par deux chaudrons remplis d'eau bien chaude, dans laquelle on aura fait bouillir, soit de petites branches soit des feuilles d'acacia, et placées l'un sous la chaise du malade, l'autre sous ses pieds, appuyés sur une étroite planche portant sur ses rebords.

8º Si l'appétit se fait sentir, donnez lui un peu de soupe légère et chaude avec un doigt de vin. Rien de cru, rien de froid, point d'excès.

9º Prenez garde que la transpiration ne s'arrête avant que le mal ne soit entièrement évacué ; point de boissons réfrigérantes ; vêtement d'hiver jusqu'à parfaite guérison.

On le voit, pour le curé de Babolna comme pour le docteur prêtre, le moyen de guérison est dans la sueur, une abondante sueur énergiquement provoquée dès les premiers symptômes de la maladie. Les moyens de l'obtenir ne sont pas les mêmes, mais cette différence n'en constitue pas une dans la valeur du remède ; prenez les plus énergiques : suez, suez promptement, suez beaucoup, et vous suerez le poison qui ne tarderait pas à vous faire suer la vie *.

L'expérience m'a convaincu que dans le remède du prêtre Hongrois, il n'y a de réellement indispensable que les boissons échauffantes et les précautions de couvertures qui doivent en augmenter l'effet. Je n'ai pas souvent employé le cataplasme, je n'ai jamais fait usage du bain de vapeur, et j'ai *guéri*. Parfois, j'ai frictionné mon malade, mais je l'affirme avec bonheur : les crampes, les diarrhées et les vomissements cèdent à d'abondantes boissons sudorifiques. Ainsi, le moyen de guérison est à la portée de tout le monde. Oh ! que le Seigneur est miséricordieux, même alors qu'il châtie !

---

* Il est rare que la mort des cholériques ne soit pas précédée d'une abondante sueur froide.

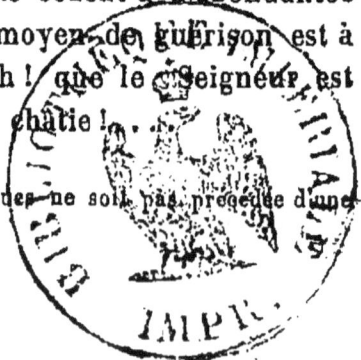

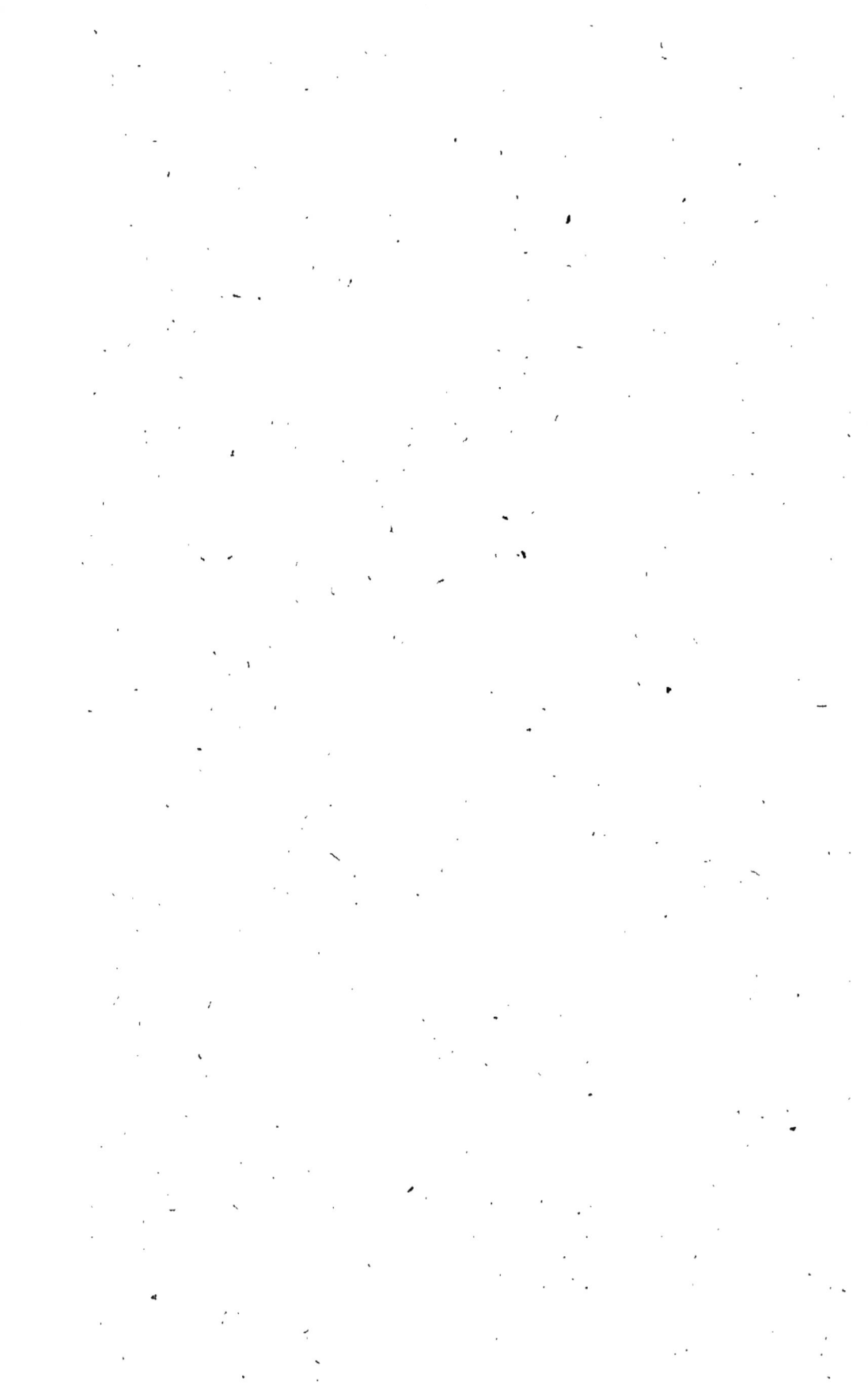

www.ingramcontent.com/pod-product-compliance
Lightning Source LLC
Chambersburg PA
CBHW050451210326
41520CB00019B/6170